AF311760

ARMAND CHIGOT

MÉDECIN-VÉTÉRINAIRE
VÉTÉRINAIRE DE RÉSERVE

LE CHEVAL

ÉLÉMENTS D'ANATOMIE ET D'HIPPOLOGIE

A L'USAGE DES ÉLÈVES

DES SOCIÉTÉS DE PRÉPARATION MILITAIRE

PRIX : Un franc

PARIS

LIBRAIRIE DES SCIENCES ET DE L'INDUSTRIE

Louis GEISLER, IMPRIMEUR-ÉDITEUR

1, Rue de Médicis, 1

1910

LE CHEVAL

ARMAND CHIGOT

MÉDECIN-VÉTÉRINAIRE
VÉTÉRINAIRE DE RÉSERVE

LE CHEVAL

ÉLÉMENTS D'ANATOMIE ET D'HIPPOLOGIE

A L'USAGE DES ÉLÈVES

DES SOCIÉTÉS DE PRÉPARATION MILITAIRE

PRIX : Un franc

PARIS

LIBRAIRIE DES SCIENCES ET DE L'INDUSTRIE

LOUIS GEISLER, IMPRIMEUR-ÉDITEUR

1, Rue de Médicis 1,

1910

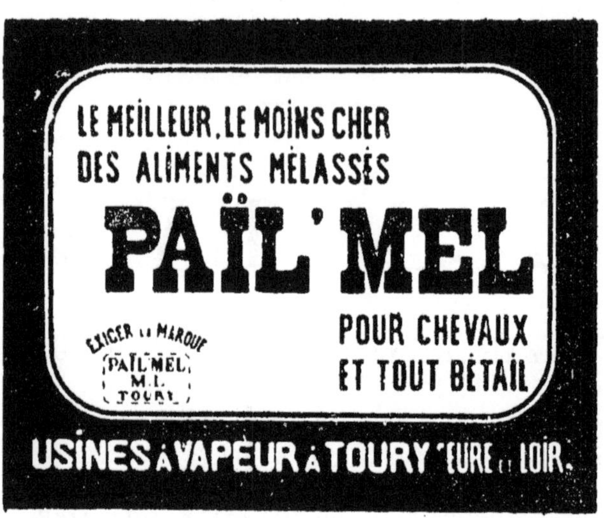

BRANDIN

8, rue de la Terrasse
PARC MONCEAU, 17ᵉ

LOCATION
de Voitures de Luxe
au Mois et à la Journée

LEÇONS DE GUIDES

Chevaux de Pension

BOXES

TÉLÉPHONE : 502-13

22-26, rue Parmentier
NEUILLY, Bᵈ Victor-Hugo

MANÈGE

Location de Chevaux de Selle

Accompagnements, Dressage

Chevaux de Pension

BOXES

TÉLÉPHONE : 593-26

GÉNÉRALITÉS

Le cheval est anatomiquement constitué par une charpente osseuse ou squelette, limitant des cavités, plus ou moins complètement closes, dans lesquelles sont logés les organes de la vie animale.

Cet ensemble est supporté par quatre piliers ou membres.

Si nous examinons un squelette de cheval, nous voyons d'abord la tête dans laquelle on distingue : la face, dont les os limitent les cavités orbitaires qui logent les yeux, les cavités nasales et la cavité buccale, et le crâne dont les os limitent une cavité ovoïde, la boîte crânienne, qui se prolonge en arrière par un longue série d'os peu volumineux, vaguement cylindriques appelés vertèbres.

Sur chacune de ces vertèbres on peut distinguer une partie inférieure épaisse et pleine, au-dessus de laquelle se soude une partie plus mince, en forme de voûte, portant à sa face extérieure des saillies plus ou moins développées dites apophyses.

Ces os sont réunis au niveau du corps par des ligaments très courts et très solides ; leur ensemble forme une colonne creuse : la colonne vertébrale.

La boîte crânienne et la colonne vertébrale logent le cerveau et la moelle épinière.

La colonne vertébrale a été divisée en cinq régions distinctes :

1° La région cervicale composée de sept vertèbres dont les deux premières ont une forme spéciale.

La première ou Atlas est plus courte et plus large que les autres, s'articule à la base du crâne.

La deuxième ou Axis, plus étroite et plus longue que la première, s'articule avec elle par un pivot.

L'articulation de ces deux vertèbres permet à la tête d'exécuter les mouvements les plus variés.

2° La région dorsale composée de dix-huit vertèbres, remarquables par le grand développement de leur apophyse qui va en décroissant de la 3ᵉ à la 10ᵉ.

Sur chaque vertèbre dorsale s'articule, de chaque côté, un os plat, long et mince, incurvé en arc.

Ces os ou côtes se réunissent en bas sur un os unique : le sternum et limitent ainsi une vaste cavité, la cage thoracique, qui abrite les poumons et le cœur.

3° La région lombaire composée de six vertèbres remarquables par le développement à peu près égal des apophyses épineuses et des apophyses latérales.

4° La région sacrée, formée de cinq vertèbres soudées entre elles pour constituer un os unique le Sacrum qui forme le plafond du bassin.

5° La région coccygienne, qui se compose de 15 à 18 vertèbres de plus en plus petites et dont les reliefs deviennent de moins en moins apparents.

Au niveau des premières vertèbres dorsales et sur les premières côtes s'appuie un os plat, triangulaire, le Scapulum auquel fait suite le membre antérieur.

Le scapulum est dirigé obliquement d'arrière en avant et de haut en bas, il s'articule en bas avec un os long, tordu suivant son grand axe ; cet os appelé humérus est dirigé du haut en bas et d'avant en arrière. Par son extrémité inférieure, il s'articule avec un os long dirigé verticalement, le Radius, à la face postérieure duquel se soude un os styliforme, le Cubitus, surmonté d'une tête volumineuse ou Olécrâne.

Le radius repose par sa partie inférieure sur une double rangée d'os reliés entre eux par des ligaments très solides pour former une masse presque quadrilatère, c'est le Carpe.

Le Métacarpe se compose d'un os principal, long,

à peu près cylindrique, et de deux petits os allongés soudés de chaque côté du métacarpien principal, ce sont les métacarpiens rudimentaires.

Le métacarpien principal s'articule avec la première phalange qui est dirigée obliquement d'arrière en avant ; cette articulation est complétée en arrière par deux petits os, les grands sésamoïdes.

La seconde phalange ou phalangine, située dans la même position oblique de la première phalange est un os cubique.

La troisième phalange qui termine le membre est un os en forme de croissant, en arrière, dans les branches du croissant, se loge un os fusiforme ou plus exactement en forme de navette, le petit sésamoïde ou os naviculaire.

Au niveau du sacrum se soude le coxal qui complète le bassin.

Le coxal est en réalité formé par la soudure de trois os distincts.

La partie supérieure au Ilium, plate et triangulaire, se soude au sacrum par son angle interne : l'angle externe forme l'angle de la hanche ; l'angle inférieur contribue à former une cavité articulaire dite cavité cotyloïde.

La seconde partie située en avant et en bas, plate et vaguement triangulaire, forme la partie antérieure du plancher du bassin, c'est le pubis.

En arrière du pubis se trouve l'ischium qui complète le plancher du bassin, c'est un os plat et quadrilatère.

Le fémur est un os long dirigé de haut en bas et d'arrière en avant, il s'articule en haut avec le coxal par la cavité catyloïde, en bas avec le tibia.

Le tibia est un os long et prismatique dirigé de haut en bas et d'avant en arrière, plus volumineux à son extrémité supérieure qu'à son extrémité inférieure.

Il s'articule en haut avec le fémur, en bas avec les os du tarse.

A la face externe du tibia se soude un os allongé et styliforme, le péroné.

L'articulation fémora-tibiale est complétée par un os rond et plat, la rotule.

Le tarse se compose de six à 7 os rangés sur deux assises, la rangée supérieure comprend deux os, l'astragule qui forme la surface articulaire, s'adaptant à l'extrémité inférieure du tibia et le calcanéum qui dépasse en arrière et en haut l'articulation et forme la pointe du jarret.

La seconde rangée comprend 4 os cubiques.

L'extrémité du membre postérieur rappelle en tous points l'extrémité inférieure du membre antérieur, on retrouve le métatarse et les phalanges.

Sur cette charpente osseuse s'insèrent les muscles

qui recouvrent le squelette et mettent en mouvement les différentes parties du squelette. Entre les muscles se logent les artères, les veines et les nerfs, l'ensemble est enveloppé d'un tégument résistant, la peau recouverte de poils.

EXTÉRIEUR DU CHEVAL

Le cheval plus que les autres êtres animés possède la beauté qui résulte de l'harmonie des formes et des proportions ; il présente aussi des défectuosités, des tares et des vices.

Pour un homme de cheval ces mots ont une signification précise que l'on doit connaître.

Les défectuosités sont des déformations anatomiques congénitales.

Les tares sont des déformations acquises par le travail, la vieillesse et l'usure ou le résultat de traumatismes.

Les vices sont constitués par le mauvais caractère de l'animal, le dressage incomplet ou mal dirigé.

La législation désigne cependant sous le nom de vices quelques états morbides particuliers auxquels nous somme obligés de conserver cette désignation.

Dans l'étude que nous allons faire de l'extérieur du cheval nous nous efforcerons de mettre en lumière les beautés, les défectuosités et les tares de chaque région.

Pour la facilité de l'étude le cheval de selle se divise en trois parties.

1° L'avant-main comprenant tout ce que le cavalier a devant lui, c'est-à-dire le garrot, l'épaule, le membre antérieur, l'encolure et la tête.

2° Le corps, c'est la partie qui supporte le cavalier : le dos et la poitrine.

3° L'arrière-main, partie que le cavalier a derrière lui : le rein, la croupe, les membres postérieurs et la queue.

AVANT-MAIN

La tête.

La tête présente quatre faces et deux extrémités.

Une face antérieure, une face postérieure et deux faces latérales.

Une extrémité supérieure et une extrémité inférieure.

Sur la face antérieure on trouve le toupet qui termine la crinière en avant et retombe sur le front.

Le front est une surface plane occupant l'espace libre entre les oreilles et les yeux, un beau front doit être large et plat.

Le chanfrein constitué par l'arête nasale va du front au bout du nez.

Sur les faces latérales de la tête nous trouvons l'oreille en forme de cornet, mobile dans tous les sens ; c'est à cette mobilité que le cheval doit sa finesse d'ouïe.

L'oreille, pour être belle, doit être petite, bien plantée et mobile.

Pour être bien placées il faut que les oreilles soient assez écartées l'une de l'autre et inclinées en avant de 45° sur le grand axe de la tête.

Certains chevaux, lorsqu'on s'approche d'eux, couchent les oreilles en arrière, ce sont généralement des chevaux vétilleux ayant tendance à mordre.

Il faut également se méfier des chevaux dont les oreilles sont droites et très rapprochées, car ils sont souvent d'un caractère difficile.

On donne le nom de clabauds aux chevaux dont les oreilles s'élèvent et s'abaissent alternativement pendant la marche ; cette défectuosité fort disgracieuse se rencontre sur les animaux de race commune.

Entre l'oreille et l'arcade sourcilière existe une dépression nommée salière qui est très prononcée sur les chevaux âgés.

L'arcade sourcilière est une saillie osseuse en forme d'arc qui constitue le bord supérieur de l'orbite.

L'œil est logé dans une cavité osseuse, dite cavité orbitaire, et recouvert en avant par les paupières, l'une supérieure, l'autre inférieure, bordées de cils.

Il existe en outre, dans l'angle nasal de l'œil, un petit organe cartilagineux, enveloppé dans un repli de la conjonctive, qui glisse à la surface du globe oculaire, lorsque celui-ci est tiré au fond de l'orbite, c'est le corps clignotant,

L'œil proprement dit est un corps globulaire dans lequel on distingue la cornée transparente laissant voir l'iris et l'ouverture pupillaire occupant le centre, et la sclérotique enchâssant la cornée.

Pour être beau, l'œil doit être écarté de la ligne médiane et à fleur de tête ; la coloration doit en être foncée, la surface lisse, brillante, le regard franc.

Les défectuosités de l'œil sont la petitesse qui s'accompagne le plus souvent de l'épaisseur des paupières ; on dit que l'animal a l'œil gras ou l'œil de cochon ce qui indique un caractère sournois.

L'œil trop gros et trop saillant est disgracieux et la forte convexité de la cornée est un indice de myopie.

L'œil presbyte est au contraire peu convexe.

Il est dit cerclé, lorsque l'ouverture palpébrale laisse voir autour de la cornée un cercle blanc de sclérotique.

Cet œil est disgracieux et se rencontre assez souvent sur des chevaux ayant mauvais caractère.

L'œil vairon est celui dans lequel l'iris présente une teinte gris perle ce qui ne nuit en rien à la vision.

Les tares de l'œil, sont les traces de cicatrices sur la cornée, les taies, etc.

Enfin le cheval peut être borgne ou aveugle sans que l'œil paraisse modifié comme dans l'amaurose.

Les joues occupent les deux faces latérales de la tête et présentent deux parties distinctes, la partie supérieure au plat de la joue et la partie inférieure ou poche de la joue allant jusqu'à la commissure des lèvres.

Les naseaux sont les ouvertures inférieures des cavités nasales ; formés de deux ailes cartilagineuses recouvertes par une peau fine.

Ils doivent être larges et mobiles.

Sur la face postérieure de la tête se trouve l'auge ou espace compris entre les deux branches du maxillaire inférieur : l'auge doit être sèche et nette.

De chaque côté se loge un ganglion lymphatique qui, par son volume et son adhérence peut fournir des indications sur l'état de santé du cheval.

On donne le nom de ganache au bord inférieur des branches du maxillaire inférieur ; à la face interne se trouve l'artère glosso-faciale sur laquelle on tâte le pouls.

La ganache doit être d'une épaisseur moyenne et et arrondie, elle devient mince et tranchante sur les vieux chevaux, on y rencontre parfois des tumeurs osseuses.

On appelle barbe la région située entre les ganaches et la houppe du menton, c'est le passage de la gourmette ; cette région présente parfois des cicatrices ou des indurations provenant de l'emploi violent du mors sur les animaux difficiles.

La houppe du menton est une proéminence charnue recouverte de poils longs et raides.

A l'extrémité inférieure de la tête se trouve la bouche limitée par deux lèvres, l'une supérieure, l'autre inférieure.

La lèvre supérieure plantée de poils longs et raides constitue, chez le cheval, le véritable organe du tact. Les nombreux filets nerveux qui viennent s'y terminer en font une région très sensible.

On remarque, parfois, sur la lèvre supérieure, une cicatrice blanche et circulaire qui est la marque laissée par le tord-nez.

Les lèvres se réunissent en haut par les commissures.

Les lèvres doivent être bien dessinées, pas trop épaisses et recouvertes d'un poil fin.

La lèvre inférieure est pendante chez les chevaux très fatigués ou très âgés.

Certains chevaux ont l'habitude d'agiter la lèvre inférieure en la faisant claquer contre la supérieure : on dit « qu'ils cassent des noisettes. »

La bouche est l'entrée du tube digestif ; elle forme une cavité allongée comprise entre les mâchoires.

Si l'on ouvre la bouche d'un cheval, on distingue d'abord les dents : en avant, les incisives au nombre de six. En arrière à deux centimètres environ de la dernière incisive existe une dent conique que l'on nomme crochet et qui n'existe que chez le mâle.

Sur quelques juments on trouve parfois un petit crochet rudimentaire ; ces juments sont dites bréhaignes.

Entre le crochet et la première molaire existe un espace libre de 5 à 6 centimètres que l'on nomme la barre ; c'est sur cette région qu'agit le canon du mors.

Les barres doivent être basses et arrondies ; si elles sont hautes et tranchantes le cheval est trop sensible au mors ; si elles sont aplaties et calleuses, le cheval ne sent pas le mors, il a la bouche trop dure.

Entre les arcades dentaires se loge la langue, volumineuse et spatulée à son extrémité, sa muqueuse est lisse.

La langue est reliée au plancher de la bouche par un repli muqueux appelé frein de la langue. De chaque côté du frein on trouve un petit prolongement muqueux appelé barbillon, c'est l'orifice du canal salivaire de Warthon.

En haut, la muqueuse buccale plus épaisse, forme des sillons transversaux et parallèles qui tapissent le palais.

L'extrémité supérieure de la tête comprend la nuque : c'est la région située en arrière des oreilles et sur laquelle appuie la têtière de la bride ou du licol.

Cette région peut être le siège de blessures toujours très douloureuses et souvent fort graves.

La parotide est la région située entre l'oreille et la gorge : elle tient son nom de la glande salivaire qui s'y trouve placée.

La gorge qui est au-dessous est constituée par le larynx et les premiers anneaux de la trachée.

Maintenant que nous avons vu toutes les régions constituant la tête, examinons cette dernière dans son ensemble.

Il est convenu que la hauteur de la tête, du bout du nez à la nuque, doit être contenue deux fois et demie dans la hauteur du cheval, du garrot au sol.

La première beauté de la tête est donc d'être proportionnée à la hauteur du cheval.

Elle doit être sèche, c'est-à-dire que les reliefs doivent être bien dessinés ; au contraire, si ces reliefs sont noyés, on dit que la tête est grasse ou empâtée.

Elle est décharnée, lorsque les saillies osseuses sont trop apparentes.

La tête est dite carrée lorsque la face antérieure paraît carrée, quand les oreilles et les yeux sont très écartés et les naseaux larges.

Elle est conique, lorsque l'extrémité inférieure est rétrécie.

Si on regarde la tête de profil : elle est busquée si le profil est convexe.

Elle est dite tête de lièvre si le front seul est convexe.

Moutonnée, lorsque le chanfrein seul est convexe.

Camuse, lorsque le front est concave.

Tête de rhinocéros si le chanfrein est concave, cette déformation est parfois acquise par l'usage immodéré du caveçon.

La tête est dite bien attachée lorsque la région parotidienne forme une dépression légère.

Si cette dépression est trop accentuée la tête est dite décousue.

Elle est plaquée si cette région est en saillie.

Nous nous occuperons du port de la tête en étudiant l'encolure car la forme de cette région et le port de la tête dépendent l'un de l'autre.

L'encolure.

L'encolure est la région aplatie qui relie la tête au tronc.

Elle a pour base les vertèbres cervicales et un ligament triangulaire partant des apophyses épineuses des vertèbres dorsales pour se terminer à la nuque.

Les vertèbres cervicales et le ligament cervical sont recouverts par des muscles volumineux.

L'encolure présente deux faces, un bord supérieur, un bord inférieur et deux extrémités.

Les faces de l'encolure sont planes et présentent près du bord inférieur un sillon dans lequel se logent : la carotide, la jugulaire et l'œsophage.

Cette dépression se nomme gouttière jugulaire.

Sur le bord supérieur de l'encolure est implantée la crinière.

Le bord inférieur épais et arrondi est formé par

la trachée recouverte d'une mince couche musculaire.

L'extrémité supérieure correspond à la nuque, la parotide et la gorge.

L'extrémité inférieure est limitée par le garrot, l'épaule et le poitrail.

L'encolure est dite droite lorsque ses bords sont rectilignes, c'est la forme à rechercher, car la tête forme avec la perpendiculaire abaissée de la nuque, un angle de 45° en avant.

Dans cette position le champ visuel atteint son maximum, de plus les rênes agissent perpendiculairement sur les barres et l'animal sent mieux l'action de la main.

On appelle encolure de cygne, celle dont la partie antérieure du bord supérieur est convexe, le grand axe de la tête est rapproché de la verticale.

L'encolure est rouée lorsque le bord supérieur est complètement convexe, la tête est oblique en arrière de la perpendiculaire le cheval est encapuchonné, le champ visuel est trop raccourci et les rênes agissent obliquement sur le mors, l'animal est difficile à diriger.

L'encolure est renversée, lorsque le bord supérieur est concave, le grand axe de la tête est rapproché de l'horizontale.

On dit que le cheval porte au vent, cette position

favorise les allures rapides ; mais, au détriment de la sécurité : car l'animal voit les obstacles de très loin mais ne les voit plus en arrivant auprès.

Parfois au niveau du garrot l'encolure forme une dépression profonde que l'on appelle « coup de hâche. »

L'encolure est un levier à l'extrémité duquel se trouve la tête ; elle doit être longue, sans être grêle, et souple afin de pouvoir facilement déplacer le centre de gravité.

On dit d'un cheval qui a l'encolure longue qu'il a de la branche.

Les tares de l'encolure sont les cicatrices résultant de saignées, de sétons, de phlébite ou de trachéotomie.

La crinière est formée par les crins qui occupent le bord supérieur de l'encolure depuis le toupet jusqu'au garrot.

Les crins doivent être fins, soyeux et pas trop fournis.

Sur le cheval de selle, la crinière est simple, c'est-à-dire tombante d'un seul côté.

Le garrot.

Le garrot est une région impaire située entre les épaules, en arrière de l'encolure et en avant du dos.

Il a pour base les apophyses épineuses des vertèbres dorsales de la 2ᵉ à la 7ᵉ.

Le sommet des apophyses est recouvert par l'expansion du ligament cervical, de chaque côté se trouve le cartilage qui prolonge en haut le scapulum.

Un beau garrot doit être haut, étendu, sec et net ; on dit dans ce cas qu'il est bien sorti.

Le garrot peut être trop haut et trop sec par suite de l'amaigrissement des muscles du dos.

Ce garrot, dit tranchant, est défectueux pour le cheval de selle car il expose le cheval aux blessures toujours graves de cette région.

Lorsque le garrot est bas et épais, il est dit noyé ; ces animaux sont difficiles à seller.

Les blessures du garrot sont très douloureuses et très graves en raison des éléments anatomiques constituant cette région.

Le poitrail.

Le poitrail est une région impaire située à la base de l'encolure en avant des membres antérieurs.

La base du poitrail est l'extrémité antérieure du sternum et les muscles pectoraux.

Le poitrail doit être saillant et large, le cheval est dit ouvert du devant ; si le poitrail est étroit, le cheval est serré du devant.

L'inter-ars.

L'inter-ars est la région située entre le poitrail et le passage des sangles il correspond au bord inférieur du sternum.

L'ars.

L'ars est une région paire formée par la jonction des membres antérieurs avec le tronc. La peau fine forme des plis nombreux.

Membre antérieur.

Le membre antérieur comprend : l'épaule, le bras, le coude, l'avant-bras, le carpe ou genou, le métacarpe ou canon, le boulet, les phalanges ou paturon et le sabot.

L'épaule a pour base un os plat triangulaire et assymétrique, le scapulum qui se termine en haut par un cartilage, en bas par une surface articulaire concave, destinée à recevoir la tête de l'humérus.

Le scapulum est divisé du haut en bas en deux parties inégales par une crête osseuse visible sous la peau sur les animaux maigres.

Sur le scapulum s'attachent deux catégories de muscles, les uns reliant l'épaule au tronc et servant à la déplacer ; les autres allant de l'épaule à l'humérus.

L'épaule doit être longue, car c'est par son oscillation que l'animal entame le terrain, de plus une épaule longue entraine un garrot bien sorti et une poitrine profonde.

La longueur d'une épaule bien faite doit être, du garrot à la pointe de l'épaule, égale à la longueur de la tête.

Membre antérieur.

Le membre antérieur comprend : l'épaule, le bras, le coude, l'avant-bras, le carpe ou genou, le métacarpe ou canon, le boulet, les phalanges ou paturon et le sabot.

L'épaule a pour base un os plat triangulaire et assymétrique, le scapulum qui se termine en haut par un cartilage, en bas par une surface articulaire concave, destinée à recevoir la tête de l'humérus.

Le scapulum est divisé du haut en bas en deux parties inégales par une crête osseuse visible sous la peau sur les animaux maigres.

Sur le scapulum s'attachent deux catégories de muscles, les uns reliant l'épaule au tronc et servant à la déplacer : les autres allant de l'épaule à l'humérus.

L'épaule doit être longue, car c'est par son oscillation que l'animal entame le terrain, de plus une épaule longue entraine un garrot bien sorti et une poitrine profonde.

La longueur d'une épaule bien faite doit être, du garrot à la pointe de l'épaule, égale à la longueur de la tête.

Pour obtenir cette longueur il faut que l'épaule soit oblique.

L'épaule doit être fortement musclée mais non empâtée.

Les tares de l'épaule sont les cicatrices des traces de cautérisation, les atrophies musculaires.

Le bras.

Le bras a pour base l'humérus qui s'articule en avant sur le scapulum en formant un angle de 55° à 60° ; sur l'humérus s'attachent les muscles fléchisseurs et extenseurs de l'avant-bras.

Le bras doit être sensiblement parallèle au plan médian du corps, car sa position influe sur la direction générale du membre.

Si le coude est rentré, le cheval a le pied tourné en dehors, il est panard ; si le coude s'écarte du corps, le pied est tourné en dedans, le cheval est cagneux.

Le coude.

Le coude est formé par l'articulation de l'extrémité inférieure de l'humérus avec le radius et le cubitus ; c'est l'extrémité supérieure du cubitus ou olé-crane qui forme la pointe du coude.

Le coude peut être le siège de tumeurs molles plus ou moins volumineuses, connues sans le nom d'éponges et provenant de l'habitude qu'ont certains chevaux de se coucher en vache.

L'avant-bras.

L'avant-bras a pour squelette le radius auquel se soude en arrière le cubitus. Ces os donnent attache aux muscles extenseurs et fléchisseurs des rayons inférieurs.

Sa forme générale est conique, légèrement aplatie d'un côté à l'autre : la partie supérieure est musculeuse, tandis que la partie inférieure est sèche et tendineuse.

L'avant-bras doit être long et fortement musclé ; sa direction doit être perpendiculaire au sol.

En étudiant les aplombs nous verrons les différentes directions qu'il peut prendre et les défectuosités qui en résultent

A la face interne de l'avant-bras on trouve une production cornée dite châtaigne. Sur la même face et en haut on rencontre parfois une cicatrice qui résulte d'une opération grave, la section du nerf médian.

Le Genou.

Le genou est une articulation large reliant l'avantbras au métacarpe; elle se compose de deux rangées d'os cubiques superposés, sur lesquels glissent en avant les tendons des extenseurs, en arrière les tendons des fléchisseurs.

Les os du carpe sont réunis entre eux par des ligaments très résistants, et l'articulation est encore consolidée par des ligaments l'enveloppant tout entière.

Le genou doit être sec, c'est-à-dire que les saillies doivent être bien dessinées, les lignes bien nettes; le genou doit être bien délimité surtout à sa partie inférieure; sa face antérieure doit être légèrement convexe.

Le genou doit être aussi large et aussi épais que possible, c'est une question de solidité.

Le genou doit être bas, il faut pour cela que l'avant-bras soit long et le canon court; cette disposition favorise la vitesse.

La direction doit être verticale. On le trouve souvent reporté en avant, le cheval est arqué, si cette position tient à la fatigue ; cette déviation peut être congénitale, le cheval est brassicourt.

Le genou peut être en arrière de la verticale, il est appelé genou de mouton, cette défectuosité est purement esthétique, ne nuit en rien au travail.

Le genou de bœuf est celui qui est dévié en dedans, l'écartement des pieds se trouve exagéré et les pressions supportées par cette articulation se répartissent inégalement, d'où fatigue des organes osseux externes et des ligaments internes.

Le genou cambré est celui qui est dévié en dehors, les pieds se trouvent rapprochés ; les inconvénients sont les mêmes que dans le cas précédent.

Les tares du genou sont les cicatrices de la face antérieure ou couronnement.

Le cheval couronné est gravement déprécié surtout pour le service de la selle ; car, la cicatrice indique qu'il est tombé et surtout qu'il retombera.

Le tissu cicatriciel n'étant pas élastique comme la peau gêne la flexion du genou, cette gêne est encore accrue par les adhérences de la cicatrice aux parties sous-jacentes.

A la face postérieure on trouve des crevasses transversales, appelées malandres ; ces crevasses sont très douloureuses et difficiles à guérir.

La face antérieure peut présenter une poche fluctuante ; c'est l'hygroma, peu gênant en général, mais susceptible de s'enflammer à la suite d'un choc ou de s'indurer et d'apporter une gêne dans le jeu de l'articulation.

Enfin le genou peut présenter des hydropisies synoviales occasionnées par la fatigue.

Ces hydropisies peuvent intéresser la synoviale articulaire et forment alors de petites poches fluctuantes à la face antérieure du genou ; ou la synoviale tendineuse et forment une tumeur fluctuante visible surtout à la face externe au-dessus du sus-carpien.

Enfin le genou peut être le siège de lésions osseuses siégeant à la base et à la face interne ; le genou est dit cerclé.

Canon ou métacarpe.

Le canon est formé par un os long et cylindrique, le métacarpien principal, auquel s'accolent, de chaque côté, les métacarpiens rudimentaires.

Les métacarpiens rudimentaires sont réunis au principal par un ligament très court qui s'ossifie très rapidement. Ils se terminent vers le tiers inférieur du métacarpien principal par une petite tubérosité qu'il ne faut pas prendre pour un suros.

En arrière des métacarpiens passent les tendons, le plus profond est le suspenseur du boulet ; les deux autres sont les tendons des muscles fléchisseurs, le perforé est le plus superficiel.

Il forme. au niveau du boulet, un anneau dans lequel glisse le tendon perforant ; ensuite il se divise en deux branches qui vont se terminer sur les phalanges.

Le perforant va s'épanouir sur la face inférieure de la troisième phalange où il constitue l'aponévrose plantaire.

Le canon doit être vertical, court et sec puisqu'il ne comporte que des os et des tendons. Il peut présenter des traces de blessures anciennes et sutout des lésions tendineuses.

Les tendons sains doivent être nets, réguliers, sans nodosités.

Cette région étant très exposée aux tiraillements sur les chevaux de selle. on constate assez fréquemment que les tendons forment une ligne convexe que l'on appelle, assez justement, ventre de truite. D'autres fois le tendon est gonflé et dur, ces lésions indiquent l'effort du tendon ancien, la nerf-ferrure, autrement dit le claquage.

Le tendon est dit failli lorsqu'il est plus rapproché de l'os en haut qu'en bas.

Les faces latérales du canon peuvent présenter de

petites saillies osseuses siégeant au niveau de la soudure des métacarpiens, ce sont les suros ; s'ils existent en dedans et en dehors à la même hauteur ils sont chevillés.

S'ils sont les uns au-dessous des autres et à peu près de la même grosseur, ils sont en chapelet.

On dit qu'ils sont en fusée quand ils vont en diminuant de grosseur du haut en bas.

La synoviale qui facilite le glissement des tendons au niveau du boulet peut s'hypertrophier et former des tumeurs molles à la partie inférieure du canon. ce sont les molettes.

Le boulet.

Le boulet est la région arrondie qui fait suite au canon et le réunit au paturon. Il est formé par l'articulation métacarpo-phalangienne complétée en arrière par deux os pyramidaux enveloppés de tissu fibro-cartilagineux nommés grands sésamoïdes.

L'appareil sésamoïdien forme une véritable poulie de renvoi sur laquelle glissent les tendons des fléchisseurs des phalanges.

En avant du boulet passent les tendons des extenseurs.

Un beau boulet doit être large épais et net ; la peau doit être fine, le poil court et peu abondant sur les animaux de race fine. En arrière du boulet on trouve une production cornée (l'ergot), entourée d'un bouquet de poils longs que l'on désigne sous le nom de fanon.

Les tares du boulet sont les cicatrices que l'on trouve en avant sur les chevaux qui butent et en dedans sur les chevaux qui se coupent ou se taillent.

Sur les chevaux lymphatiques, le boulet est assez souvent le siège d'un engorgement plus ou moins volumineux.

On peut y trouver des crevasses ou des productions molles, arrondies et suintantes que l'on nomme eaux aux jambes.

La face antérieure peut présenter une tumeur molle fluctuante, située directement sous la peau, c'est l'hygroma.

Si cette tumeur est située sous le tendon extenseur qui la divise alors en deux lobes, c'est le vessigon.

On peut y constater des molettes articulaires ou tendineuses ; enfin sur les faces latérales et un peu arrière, on peut voir les cicatrices résultant de la névrotomie.

Le boulet, comme toutes les articulations, peut être le siège d'ostéite.

Le paturon.

Le paturon est formé par la première phalange et les tendons fléchisseurs et extenseurs recouverts par la peau, qui, à la face postérieure est recouverte d'un poil fin et rare.

Le paturon doit être large, épais, sec, net et bien dirigé, pour cela il faut qu'il soit incliné à 45°.

En effet, on remarquera que lorsque l'animal fait son appui sur le sol, l'angle formé par le paturon tend à se fermer, ce mouvement est limité par la corde élastique formée par les tendons.

Cette corde tendineuse supporte lors de l'appui. une pression considérable représentée par le poids de l'animal multiplié par la vitesse.

Si le paturon est trop long, l'angle se ferme beaucoup à l'appui et le tendon supporte seul la charge.

Le cheval est dit bas jointé ou long jointé.

Si le paturon est court, l'angle est très ouvert, les pressions sont surtout supportées par le système osseux, les réactions sont dures pour le cavalier ; le cheval est dit court jointé ou droit.

La position du boulet est sous la dépendance de celle du paturon ; mais, par suite de fatigue les tendons peuvent se rétracter et amener le redressement du paturon, le boulet est reporté en avant, le cheval est bouleté ou pied-bot.

Le paturon peut présenter diverses tares : des protubérances osseuses désignées sous le nom de formes phalangiennes. des crevasses, des cicatrices provenant de blessures ou de névrotomies.

La couronne.

La couronne est une région étroite qui limite en haut le sabot : elle a pour base la partie supérieure de la deuxième phalange recouverte en avant par l'expansion du tendon de l'extenseur sur les faces latérales par la partie supérieure du cartilage complémentaire de la 3ᵉ phalange.

En raison de la présence de ces organes, la couronne est une région délicate dont les blessures présentent souvent une énorme gravité et cependant cette région est exposée aux atteintes, aux traumatismes les plus divers et à l'action corrosive de la boue.

Elle est souvent le siège de nécroses de la peau ou javarts.

On peut y rencontrer des protubérances dues au

développement excessif et à l'ossification des cartilages ; ce sont les formes.

En avant, la couronne peut être le siège d'une inflammation chronique connue sous le nom de crapaudine.

Le pied.

Bien qu'en anatomie comparée on doive considérer le pied comme faisant suite à l'avant-bras et comprenant par conséquent le carpe, le métacarpe et les phalanges nous conserverons cette désignation pour l'extrémité inférieure du membre enfermée dans la boîte cornée ou sabot.

La base squelettique du pied est formée par la partie inférieure de la deuxième phalange et la troisième phalange complétée en arrière par l'os naviculaire ou petit sésamoïde.

Ces os sont réunis entre eux par des ligaments.

Sur la troisième phalange, en avant s'attache le tendon de l'extenseur qui occupe toute la partie antérieure du bord supérieur de la phalange, de chaque côté se trouve le cartilage complémentaire qui fait saillie en dehors du sabot.

A la face inférieure se fixe en s'étalant le tendon

du fléchisseur profond ou perforant ; cette partie du tendon prend le nom d'aponévrose plantaire.

L'aponévrose plantaire est en partie recouverte par un bloc triangulaire de tissu élastique appelé coussinet plantaire et évidemment destiné à amortir le choc du pied sur le sol. Tous ces organes sont recouverts d'un tissu mince sécrétant la corne, substance grise et dure qui enveloppe le pied et forme le sabot.

Le sabot se divise en deux parties : la partie visible sur le pied à l'appui, c'est la paroi, et la partie en contact avec le sol, c'est la sole.

La paroi après avoir enveloppé le pied se recourbe en arrière pour venir se terminer au milieu de la sole.

La paroi elle-même se divise en plusieurs parties : la partie supérieure légèrement renflée et recouverte par le poil de la couronne constitue le bourrelet ; la partie antérieure se nomme pince ; de chaque côté se trouvent les mamelles, puis les quartiers et enfin les talons.

Sur la sole on trouve une partie plane légèrement concave qui est la sole proprement dite, au milieu de laquelle le coussinet plantaire recouvert par la corne forme une sallie en forme de V que l'on appelle la fourchette.

Entre la sole et la fourchette on remarque une partie creuse, isolant la fourchette de chaque côté, ce sont les lacunes ; le bord externe des lacunes est formé par la partie réfléchie de la paroi que l'on appelle la barre.

Le pied du cheval est, comme on le voit, un organe complexe, il joue en outre un rôle très important ; ces deux conditions expliquent les nombreuses défectuosités ou tares que l'on y découvre.

Le pied pour être beau doit être d'un volume proportionné à la taille du cheval ; la ligne d'axe du membre doit passer par le milieu de la pince.

La paroi du dehors doit être plus inclinée que celle du dedans.

La hauteur du talon normal doit être égale à la moitié de la longueur de la pince.

La sole doit être concave, la fourchette large et forte, les talons écartés l'un de l'autre.

La corne doit être noire ou gris foncé ; la corne blanche est sèche et cassante.

La corne de la paroi doit être lisse.

Les défectuosités du pied peuvent tenir :

1° Au volume, le pied trop gros alourdit la marche et est disgracieux.

Le pied trop petit diminue la base de sustentation et a, en général, une paroi mince qui rend la ferrure difficile ; les talons ont tendance à se resserrer et à devenir douloureux.

Le pied étroit est celui dont le diamètre transver-

sal est trop petit par rapport au diamètre antéro-pos-
térieur, ce pied est appelé pied de mulet.

Les pieds peuvent être inégaux.

2° A sa conformation ; le pied est plat lorsque la
sole n'est pas concave, il est dit comble lorsque la
sole est convexe.

Ces chevaux sont difficilement utilisables sur un
terrain dur, car la sole se contusionne facilement et
devient douloureuse.

3° Aux défauts d'aplomb. Le cheval est panard
lorsque la pince est tournée en dehors : cette conformation surcharge le quartier du dedans qui finit
par s'écraser, de plus l'animal se coupe.

Le cheval cagneux est celui dont la pince est tournée en dedans.

L'animal est exposé à se couper avec la mamelle.

Les pieds sont de travers s'ils sont l'un cagneux,
l'autre panard.

Le maréchal peut, sinon corriger complètement
ces défauts, au moins les atténuer dans une large
mesure.

4° Aux défauts de qualité de la corne qui peut être
trop molle, facile à couper ; dans ce cas elle est généralement mince, le pied est dit gras.

Le pied maigre est celui dans lequel la corne est
très dure, elle est très cassante et pousse lentement.

Le pied est dit dérobé lorsque la corne de la paroi

est arrachée par éclat ; cela rend difficile l'implantation des clous.

Les meilleurs pieds peuvent se dérober si l'animal marche déferré sur un sol dur.

Les maladies du pied sont nombreuses ; sur la paroi se produisent parfois des fentes qui partent du bourrelet pour aller jusqu'au bord plantaire, ce sont les seimes ; les seimes se trouvent soit sur la pince, soit sur les quartiers.

L'encastelure est le resserrement des quartiers et des talons, qui peut aller de la simple étroitesse de la région jusqu'à l'atrophie de la fourchette et le chevauchement des talons.

La bleime est une contusion des tissus vifs entre la paroi et les arcs boutants ; cette contusion peut aller de la simple ecchymose jusqu'à la nécrose.

La bleime sèche est celle qui se manifeste par une coloration rouge de la corne.

La bleime humide, dans laquelle la corne est imbibée de sérosité et peut même être décollée.

Enfin la bleime est suppurée lorsque l'on trouve du pus sous la corne.

La sole est dite foulée ou battue lorsqu'elle a été rendue sensible par des contusions, — longue marche sur une route empierrée.

On désigne sous le nom bizarre d'étonnement du

sabot, une sensibilité causée par la ferrure lorsque la sole a été trop amincie.

La fourbure est une congestion des tissus sous-cornés, causée par une très grande fatigue ou un exercice violent après un repos prolongé.

Les tissus gonflés par la congestion sont comprimés par la boîte cornée, l'animal marche avec difficulté ; souvent même la station debout est impossible.

La fourbure est une maladie fort grave entraînant presque toujours des suites fâcheuses, dont la moindre est une tendance à la récidive.

Les chevaux qui ont été fourbus gardent une sensibilité qui les pousse à faire l'appui en talon ; les éponges du fer s'usent plus vite que les autres parties ; cela peut être une indication précieuse pour l'examen du cheval.

Lorsque la fourbure a été très violente ou n'a pas été soignée très vigoureusement, l'inflammation s'établit à la suite de la congestion, il y a sécrétion abondante de corne, la paroi s'épaissit et s'évase, la pression de la corne sur la troisième phalange redresse celle-ci au point de bomber la sole et même de la perforer.

Les sujets atteints de fourbure chronique ne sont plus utilisables que pour les travaux de culture.

On désigne sous le nom de fourmilière une excavation se formant sous la paroi ; cette lésion, quoique grave, est remédiable.

Le kéraphilocèle est une tumeur cornée siégeant à la face interne de la paroi, le plus souvent en pince.

Il complique le plus souvent la seime ou la fourbure mais peut aussi provenir de la contusion produite par le pinçon du fer trop fortement serré.

Le javart est une nécrose comparable au furoncle intéressant la peau de l'extrémité inférieure du membre (javart cutané) ou les tissus sous-jacents, soit au niveau de la couronne (javart encorné, soit au niveau du cartilage (javart cartilagineux, soit sur le tendon, soit dans la fourchette.

Il provient de l'infection des plaies produites par les atteintes ou les contusions diverses.

La crapaudine est une inflammation chronique de la peau au niveau de la couronne, l'exudat se concrète en une substance cornée, écailleuse.

Le crapaud est une affection grave par ce que difficilement curable, caractérisée par une modification des tissus kératogènes qui produisent au lieu de corne des végétations molles, suintantes, d'une odeur repoussante.

LE TRONC

Le dos.

Le tronc est la partie qui supporte le cavalier, il se compose du dos et de la poitrine.

Le dos est la région située entre le garrot et le rein, il a pour base les vertèbres dorsales que recouvrent les muscles illio-spinaux.

Le dos transmet aux membres antérieurs l'impulsion produite par les membres postérieurs.

Un dos bien fait doit être droit et de longueur moyenne, la crête spinale ne doit pas être trop saillante.

On désigne sous le nom de dos de carpe ou dos de mulet un dos convexe ; cette conformation donne de la solidité, mais rend les réactions plus dures.

Le dos concave est dit ensellé, les réactions du cheval sont douces mais il y a une déperdition de la

force impulsive et une fatigue exagérée des ligaments intervertébraux.

Le dos est plongeant lorsqu'il est plus haut en
arrière qu'en avant ; la selle a tendance à glisser
sur le garrot et à produire des blessures : l'avant-
main se trouve surchargé ce qui prédispose l'animal
aux chutes.

L'inclinaison en sens contraire s'observe rarement.

Le dos formant la partie supérieure de la poitrine
ne saurait être court sans diminuer la cage thoracique, il doit être aussi long que possible à condition d'être droit et de se continuer par un rein très
court.

Le dos double se rencontre chez les animaux fortement musclés et gras, la ligne supérieure forme
un sillon.

Le dos est tranchant lorsque les saillies osseuses
sont très apparentes par suite de maigreur et d'éma-
ciation des muscles ; cette conformation expose aux
blessures.

Les tares du dos sont les kystes, les cors, les fis-
tules ; les taches de poils blancs indiquent des chevaux blessant facilement.

La poitrine.

La poitrine est limitée en haut par le dos, latéralement par les côtes, en bas par le sternum. Ces régions limitent la cage thoracique qui loge les poumons et le cœur.

Une poitrine dévoloppée indique un poumon volumineux.

Le développement de la poitrine est donné par la longueur des côtes, leur rondeur et leur écartement.

Lorsque la poitrine manque de hauteur, l'animal est dit enlevé ; on dit qu'il lui passe de l'air sous le ventre.

Les trois dimensions mesurant la poitrine sont toujours en rapport, car une côte courte est en même temps plate et serrée.

On trouve parfois des dépilations étendues sur la partie inférieure de la poitrine ; ce sont des traces d'applications vésicantes indiquant que l'animal a été atteint d'une maladie grave de la poitrine.

Il faut dans ce cas apporter toute son attention dans l'examen des fonctions respiratoires.

On peut trouver sur les côtes des kystes ou des cors.

On appelle passage des sangles la région inférieure de la poitrine en arrière des coudes et sur laquelle passent les sangles ; cette région peut présenter des cicatrices ou des plaies rendant l'animal difficile à sangler.

L'ARRIÈRE-MAIN

Le rein.

L'arrière-main comprend toute la partie du cheval que le cavalier en selle a derrière lui ; c'est-à-dire : le rein, le flanc, le ventre, la croupe, la queue et les membres postérieurs.

Le rein, situé entre le dos et la croupe, a pour base 5 ou 6 vertèbres lombaires et les masses musculaires qui les recouvrent.

Le rein doit être large, court et droit.

La largeur du rein est donnée par la longueur des apophyses transverses des vertèbres et le développement des muscles.

La largeur est une condition primordiale de force.

Le rein doit être court, car il prolonge le dos , plus le rein sera court plus le dos sera long.

Il peut, comme le dos, être double ou tranchant.

Il doit être droit ; sur les animaux surmenés, âgés, ou gravement malades il devient convexe, il est dit voûté.

Le rein doit se réunir à la croupe par une ligne régulière ; dans le cas contraire il est dit mal attaché.

Sur le cheval bien portant le dos doit être souple, on s'en rend compte en le pinçant entre les doigts.

Le flanc.

Le flanc est la région située au-dessous du rein, en arrière des côtes ; il se continue en bas par le ventre.

Le flanc se divise en trois parties : le creux situé au-dessous des lombes et en avant des hanches, il est d'autant plus marqué que le rein est plus long.

La corde est un relief arrondi partant de l'angle de la hanche pour venir se perdre sur les fausses côtes.

Enfin le fuyant du flanc, c'est la partie inférieure, oblique, qui se confond insensiblement avec le ventre et est reliée au grasset par un repli cutané très mobile.

Pour que le flanc soit beau il faut que les trois parties soient peu marquées.

Si la première est trop apparente le flanc est dit creux. Cette défectuosité s'observe sur les animaux ayant le rein trop long ou sur les animaux maigres, généralement les chevaux ayant le flanc creux sont des animaux qui se nourrissent mal.

Le flanc creux entraîne la saillie trop prononcée de la corde du flanc.

Si le fuyant du flanc est court le ventre est peu volumineux, on dit que le cheval a le flanc retroussé.

Cette conformation tient le plus souvent à une mauvaise alimentation, au surmenage ou à un excès de nervosité de l'animal ; on dit que le cheval est levretté.

La région du flanc peu importante au point de vue anatomique reflète les mouvements respiratoires et par cela même devient très importante.

Le fuyant du flanc s'élève à l'inspiration pour s'abaisser à l'expiration ; ce mouvement est d'autant plus fréquent que la respiration est plus accélérée.

Ces mouvements doivent être étudiés au point

de vue de la rapidité et au point de vue de la régularité.

Normalement sur un animal au repos on compte
de 12 à 16 battements par minute.

Après un exercice les mouvements s'accélèrent
d'autant plus que l'exercice a été plus violent.

C'est après l'exercice que le flanc s'accélère et
non pendant : car, le thorax donnant attache aux
muscles locomoteurs conserve pendant la marche
une immobilité presque absolue.

L'animal mis au repos a besoin de compenser
cette immobilité par une ventilation très active.

Pour examiner un cheval, on doit d'abord voir le
flanc au repos, puis le revoir après avoir exercé le
cheval, soit au trot, soit au galop.

L'essoufflement produit par les allures vives doit
être passager et de courte durée. Dans le cas contraire l'animal est dit souffleur ou court d'haleine. Il
manque de fond.

Le battement normal, qu'il soit lent ou accéléré,
doit être composé d'une période d'élévation et d'une
période de descente ; cette oscillation doit se faire
sans à-coups. Sur les animaux atteints d'emphysème
pulmonaire on constate que le flanc s'élève régulièrement puis s'abaisse brusquement pour continuer
ensuite à s'abaisser lentement ; cette saccade constitue le soubresaut.

Cette irrégularité est plus ou moins marquée suivant l'état de l'animal.

Lorsque le flanc n'est pas tout à fait régulier il faut faire un examen aussi complet que possible de l'appareil, respiratoire car certains marchands ont des procédés pour faire disparaître momentanément le soubresaut.

Sur les animaux atteints d'affections pulmonaires, le flanc est irrégulier au repos.

La respiration est discordante lorsque le flanc s'abaisse quand les côtes s'élèvent ; cela se constate sur les animaux atteints de pleurésie aiguë ou chronique.

Le ventre.

Le ventre est la région inférieure allant du passage des sangles au fourreau ou aux mamelles.

Il doit former une courbe régulièrement ascendante de l'extrémité postérieure du sternum à l'aine.

Il peut pécher par excès de volume sur les animaux de race commune ou gros mangeurs. Il est dit tombant ou ventre de vache.

Il peut manquer de volume, l'animal est dit étroit de boyaux ou levretté.

On peut trouver des hernies ventrales ou ombilicales, ou des dépilations produites par les sinapismes.

La croupe.

La croupe est la région située entre les reins et la queue. Elle est limitée par les cuisses et la partie supérieure de la fesse. Elle a pour base anatomique deux os plats et incurves, les coxaux qui se soudent à la partie inférieure et s'appuient en haut sur les vertèbres sacrées ; ces os sont recouverts par des muscles volumineux qui s'attachent en bas sur le fémur et le tibia.

Dans l'étude de la croupe il faut considérer la longueur, la largeur, l'épaisseur, la direction, la musculature et la forme.

La longueur de la croupe se mesure de l'angle de l'ilium à la pointe de la fesse.

Cette longueur doit être aussi grande que possible ; les muscles qui s'y attachent étant les extenseurs du fémur, plus ils seront longs plus la force d'impulsion sera considérable.

L'épaisseur de la croupe est la distance entre l'axe du coxal et le bord supérieur du sacrum ; cette distance est d'autant plus grande que le sacrum est moins incurvé ; les muscles qui s'y attachent ayant pour fonction de basculer le bassin en arrière, plus ces muscles seront longs plus l'animal aura d'aptitude pour le galop et le saut.

La largeur se mesure d'un angle de la hanche à l'autre ; cette largeur ne doit pas être exagérée, car la croupe trop large entraîne l'écartement des membres postérieurs et par suite une oscillation latérale de l'arrière-main, on dit que le cheval se berce.

La croupe étroite rapproche les membres postérieurs, l'animal est serré et exposé à se couper.

La direction de la croupe est admise horizontale pour les chevaux de vitesse, oblique pour les chevaux de trait.

Le cheval présentant toutes les conditions désirables de force et de vitesse devra avoir la croupe légèrement inclinée.

La croupe doit présenter des muscles fermes, denses, bien dessinés.

La forme de la croupe dépend des proportions de ses dimensions ; lorsque la largeur des hanches se rapproche de celle de la pointe de la fesse la croupe est carrée.

Si la différence est grande entre ces deux largeurs la croupe est étroite en arrière, elle est dite en amande ou en cul de mulet ; lorsque l'obliquité est trop prononcée elle est dite en pupitre.

Si l'épine sacrée est très saillante elle est dite tranchante ou croupe de mulet.

La croupe est double lorsque les muscles sont très développés.

Sur les animaux maigres à musculature émaciée les hanches sont très saillantes, la croupe est dite en porte-manteau.

On peut trouver sur la croupe des traces de vésication ou de cautérisation surtout au niveau de l'articulation coxo-fémorale.

La hanche est formée par l'angle supérieur externe de l'ilium ; elle doit être sèche et nette.

Les animaux dont la hanche est trop saillante sont dits cornus. Si la hanche est peu saillante on dit qu'elle est noyée.

On dit que la hanche est coulée lorsqu'elle se trouve abaissée d'un seul côté par suite d'une fracture ancienne. On dit que le cheval a reçu un coup de balai.

Parfois la hanche présente des dépilations provenant d'un décubitus prolongé ; elles indiquent aussi des animaux se relevant difficilement, il est bon d'en tenir compte.

La queue.

La queue est un appendice long et flexible qui prolonge la croupe ; elle est formée par les vertèbres coccygiennes recouvertes par une peau épaisse et portant des crins, sauf à la face inférieure.

Cet organe très mobile est pour le cheval un ornement et lui sert à se débarrasser des insectes.

La queue est dite bien attachée lorsqu'elle continue la ligne sacrée par une courbe régulière, elle est dite piquée lorsqu'elle se détache horizontalement comme cela se voit sur les animaux ayant la croupe très oblique.

Les animaux énergiques relèvent la queue pendant les allures vives, pour donner plus de valeur à des animaux mous ou portant mal la queue on pratiquait, autrefois, l'anglaisage qui consistait à enlever une partie du tronçon pour alléger la queue et à sectionner en partie les muscles abaisseurs, d'autres fois on laissait à la queue toute sa longueur en sectionnant les abaisseurs, c'était le niquetage : ces opérations laissaient des traces visibles et n'étaient pas sans danger, elles sont abandonnées aujourd'hui.

Cependant l'écourtage se pratique toujours et paraît même être de plus en plus à la mode, il consiste à couper le tronçon. Sur les chevaux d'attelage cette opération a sa raison d'être, car certains animaux en tournant les mouches prennent les guides sous leur queue et se défendent alors énergiquement. Sur l'animal écourté les crins peuvent être baissés de toute leur longueur ou taillés de différentes façons.

S'ils sont coupés carrément un peu au-dessus du jarret, la queue est dite de paon ou en éventail, c'est la coupe réglementaire dans l'armée.

Lorsque les crins sont coupés perpendiculairement au ras du tronçon l'animal est dit courte queue.

La queue en sifflet est celle sur laquelle les crins sont coupés à la longueur du tronçon, mais obliquement.

Si les crins sont coupés obliquement mais plus longs que le tronçon, la queue est en brosse.

On désigne sous le nom de queue de rat, des chevaux ayant les crins très peu fournis ; ce sont généralement d'excellents chevaux.

Les crins frisés sur les animaux à robe claire, indiquent la mélanose.

L'anus

L'anus est l'ouverture postérieure du tube digestif, il est situé sous la queue, il doit faire une saillie assez prononcée et présenter de nombreux plis rayonnés, sur les animaux vieux ou très fatigués, l'anus est enfoncé, effacé et parfois béant.

L'anus présente sur les chevaux gris des tumeurs mélaniques plus ou moins nombreuses et volumineuses.

Le périnée est une région impaire placée entre les fesses et allant de l'anus aux testicules ; la peau de cette région est fine, glabre et onctueuse ; on peut y rencontrer des cicatrices provenant de l'uréthrotomie.

Sur la jument cette région est réduite au court espace qui sépare l'anus de la vulve.

Organes génitaux.

Chez le mâle les organes génitaux externes comprennent les testicules enveloppés dans les bourses et le pénis logé dans le fourreau.

Les bourses n'offrent rien de particulier.

Dans l'examen du cheval entier, on doit s'assurer de l'état de netteté des testicules et des cordons.

Le testicule est une glande aplatie d'un côté à l'autre, sa surface est lisse, il doit rouler dans les bourses. Le cordon de la grosseur du pouce environ ne doit présenter aucun engagement anormal.

On peut constater de l'œdème des bourses ou de l'hydropisie (hydrocèle).

Sur le testicule, des déformations ou des indurations résultant d'orchite, de sarcocèle, de kyste ou de cancer.

Le plus souvent, les chevaux subissent l'opération de la castration, on les désigne alors sous le nom de chevaux hongres.

Il faut s'assurer que l'opération a été faite des deux côtés ; car sur certains animaux les testicules restent dans la cavité abdominale ou dans le canal inguinal ; ces animaux sont appelés cryptorchides, pifs ou couillards.

Cette anomalie peut être simple ou double ; les animaux qui la présentent sont généralement d'un caractère difficile et souvent dangereux.

Pour s'assurer que la castration a été faite, il suffit de faire lever les membres postérieurs l'un après l'autre et d'examiner la cicatrice de castration qui doit être remontée dans le trajet inguinal ; car

il arrive souvent que l'animal n'ayant qu'un testicule apparent, l'opérateur incise la bourse vide pour
simuler l'opération ; mais cette cicatrice n'adhérant
pas au cordon n'est pas entraînée en haut par la ré-
traction de cet organe comme dans la castration
normale.

Cet examen permet en outre de reconnaître l'exis-
tence du champignon, tumeur consécutive à la castration et qui se manifeste par un engorgement de
la région et par la suppuration de la cicatrice.

Le fourreau est un repli de la peau formant une
cavité ouverte en avant et logeant la verge sur laquelle il se termine. L'intérieur irrégulièrement
plissé, dépourvu de poils est rendu onctueux par la
sécrétion des glandes préputiales.

La verge est un organe allongé, cylindrique, renflé
à son extrémité libre, servant à la fois à l'expulsion
des urines et à la copulation.

La verge peut présenter des excoriations ou des
végétations ; elle peut être frappée de paralysie et
rester pendante hors du fourreau.

Les organes génitaux femelles se composent de la
vulve et des mamelles.

La vulve est formée de deux lèvres, réunies en
haut et en bas par les commissures ; la commissure
inférieure volumineuse et arrondie, loge un organe
érectil, le clytoris.

La vulve peut présenter des déchirures des lèvres, on peut constater l'absence du clytoris ; cette abla-tion se pratique sur les juments nymphomanes, mais ne donne en général qu'un résultat passager.

La cuisse.

La cuisse et la fesse ne forment en somme qu'une région unique ayant pour base le fémur, os long s'articulant en haut avec le coxal par une tête ar-rondie reliée au corps de l'os par un collet rétréci, le corps se prolonge par une saillie osseuse dite tro-chantère.

La cuisse présente deux faces, l'une interne, aplatie, l'autre externe, convexe dans les deux sens. Sur les animaux maigres la tête du fémur forme une saillie apparente, entre le trochantère et l'ischium existe alors un sillon étroit appelé raie de misère.

Le bord antérieur est formé par les muscles extenseurs et se termine en avant par le pli du grasset.

Le bord postérieur qui constitue la fesse est formé par les muscles ischio-tibiaux ou fléchisseurs de la jambe ; la partie supérieure arrondie est ap-

pelée pointe ou angle de la fesse, la partie inférieure
correspondant au point de flexion de la jambe sur
la cuisse est appelée pli de la fesse.

La direction de la cuisse tient sous sa dépendance
la direction des rayons inférieurs.

Si l'angle coxo-fémoral est très fermé, le jarret se
trouve reporté en avant ; l'animal est sous lui. Si
l'angle est trop ouvert le jarret est reporté en arrière
et l'animal est campé.

Pour que la cuisse soit bien dirigée, il faut que
les angles coxo-fémoral et fémoro-tibial soient suffi-
samment ouverts pour que la perpendiculaire
abaissée de la pointe de la fesse soit tangente au
bord postérieur du jarret.

Pour les animaux de vitesse l'inclinaison la plus
favorable est de 80° environ.

De plus, la cuisse doit être à peu près parallèle
au plan médian du corps afin que le grasset ne soit
ni trop rentré ni trop sorti.

Le longueur de la cuisse se juge surtout par le
bord postérieur, c'est-à-dire par la fesse qui doit
être aussi descendue que possible et par conséquent
se terminer le plus près possible du jarret.

La cuisse doit être large et épaisse, fortement
musclée. Les animaux ayant la cuisse plate sont dits
grenouillards.

Les tares des cuisses sont des cicatrices ou des

engorgements lymphatiques à la face interne, ou des traces de cautérisation.

Le grasset.

Le grasset est formé par l'articulation fémoro-tibiale qui forme une saillie volumineuse, cette articulation est complétée par un os arrondi, la rotule. Cette région est parfois le siège d'une tumeur molle volumineuse produite par l'inflammation de la synoviale, cette lésion est grave par la boiterie qu'elle occasionne et la difficulté de la guérison.

Les plaies de cette région sont souvent graves en raison de l'importance de l'articulation.

Sur les jeunes animaux ou sur les animaux affaiblis par une maladie grave, la rotule peut s'accrocher sur la crête de l'épiphyse fémorale ; la flexion du tibia sur le fémur est alors impossible, la réduction de cette luxation nécessite parfois de grands efforts et peut présenter de sérieuses difficultés, ce n'est toutefois qu'un accident passager.

La jambe.

La jambe a pour base le tibia auquel se soude un os styliforme, le péroné.

Le tibia est un os long prismatique s'articulant, en avant et en haut, avec le fémur, en bas avec le jarret.

Cet os est recouvert sur les faces antérieure, externe et postérieure par les fléchisseurs et les extenseurs du canon et des phalanges.

Ces muscles, comme ceux de l'avant-bras, présentent un corps musculaire prolongé par un tendon.

La partie supérieure de la jambe est recouverte par les muscles de la cuisse et de la fesse, le tiers inférieur, seul, se détache nettement.

On doit rechercher dans la jambe les mêmes beautés que dans l'avant-bras, c'est-à-dire la longueur qui facilite les allures vives, la largeur qui implique une musculature puissante ; une bonne direction permettant la régularité des aplombs.

L'inclinaison doit être de 65 à 70°. Si la jambe est trop droite elle sera forcément raccourcie ; la jambe trop oblique reportera le jarret trop en arrière.

Les tares de la jambe sont les cicatrices ou les exostoses surtout à la face interne qui n'est pas recouverte par les muscles. Ces exostoses sont souvent des cals provenant de la réparation des fêlures occasionnées par des coups de pieds, il faut y attacher une certaine importance.

Le jarret.

Le jarret est l'articulation située entre la jambe et le métatarse ; comme le genou il se compose de deux rangées d'os.

La rangée supérieure comprend seulement deux os : l'astragale qui s'articule avec l'extrémité inférieure du tibia et le calcanéum qui prolonge la ligne du canon et forme la pointe du jarret, c'est le levier sur lequel agissent les extenseurs du métatarse.

La rangée inférieure comprend quatre os reliés ensemble par des ligaments puissants.

Cette articulation contient de nombreuses synoviales destinées, les unes, à lubrifier les surfaces articulaires, les autres à faciliter le glissement des tendons.

On comprendra l'importance de cette région si l'on considère sa complexité et le rôle énorme qu'elle joue dans la locomotion. Destinée d'une part à diviser les pressions lorsque le membre fait son appui sur le sol, elle supporte en outre tout le poids de la masse lorsque l'animal s'enlève pour le saut ou le cabrer.

Le jarret présente quatre faces ; une antérieure ou pli du jarret dont les bords sont formés par le profil des faces latérales. En dedans on trouve trois ondulations ; en haut une volumineuse, la tubérosité interne du tibia, au-dessous une plus faible qui est le tubercule interne de l'astragale, enfin, au-dessous le relief de la tête du métacarpien principal.

En dehors on trouve la saillie formée par la tubérosité externe du tibia, au-dessous, la base du calcanéum, le cuboïde et la tête du métatarsien rudimentaire externe forment une ondulation continue.

La face postérieure du jarret est anguleuse et constituée par la corde du jarret, la pointe du jarret et le relief des tendons extenseurs qui doit former une ligne droite,

La face externe sur laquelle on trouve la corde du jarret au-dessous de laquelle existe une dépression profonde dite creux du jarret et les saillies osseuses formées par la tubérosité externe du tibia, le calcanéum, le cuboïde et la tête du métatarsien, rudimentaire externe.

La face interne présente à peu près le même aspect, corde et creux du jarret et les saillies osseuses de la tubérosité interne du tibia, de l'astragale et du métatarsien rudimentaire interne.

Si j'insiste sur ces reliefs c'est qu'il est indispensable de les avoir présents à l'esprit lorsqu'on examine un cheval; car, ces reliefs sont susceptibles de s'exagérer par suite de périostite et donnent lieu aux tares graves du jarret.

Un beau jarret doit être net, sec, large, épais, bien ouvert et bien dirigé. Le jarret est net et sec lorsque les saillies normales se dessinent bien sous la peau qui est alors fine.

La largeur se mesure de la pointe au pli, elle doit être aussi grande que possible, il en est de même de l'épaisseur qui se mesure d'une face latérale à l'autre. Une articulation de cette importance n'est jamais trop forte.

L'ouverture de l'angle du jarret dépend évidemment de la direction de la jambe ; mais, sur un animal ayant la jambe bien dirigée, elle doit être telle que le métatarsien soit vertical.

Si l'angle est trop fermé le canon est oblique en avant et le cheval est sous lui ; si l'angle est trop ouvert le canon est oblique en arrière et le cheval est campé.

Il est certain que le cheval peut être bien d'aplomb

avec le jarret très ouvert mais alors le tibia est peu oblique : cette disposition très favorable aux grandes allures se rencontre fréquemment sur les chevaux de course.

Le jarret bien dirigé doit être dans un plan parallèle au plan médian du corps. S'il est dévié en dedans le cheval est dit clos ou crochu, l'extrémité inférieure du membre est rejetée en dehors et l'animal est panard ; il a les jambes en pied de banc.

Si le jarret est dévié en dehors l'animal est cagneux ou bancal.

Les tares du jarret sont nombreuses ; sur la peau on peut trouver des cicatrices au niveau de la pointe du jarret, elles indiquent des animaux habitués à ruer. Dans le pli du jarret ce sont des crevasses transversales ou solandres ; enfin le jarret peut porter des traces de cautérisation.

Les tares molles sont les bourses séreuses à la pointe du jarret ou capelet ; le vessigon tendineux formant une tumeur molle remplissant les creux du jarret et pouvant devenir énorme ; le vessigon de la gaîne tarsienne qui fait saillie, soit en haut, au-dessous de la corde, soit à la partie inférieure du jarret. Le vessigon, articulaire qui fait saillie à la fois en avant et sur les faces latérales.

Les tares dures sont l'éparvin, ostéite siégeant au

niveau du cunéiforme et de la tête du métatarsien interne et exagérant l'ondulation normale produite par ses os.

La jarde, ostéite des saillies du cuboïde et du métatarsien externe.

La courbe qui soulève les tendons de la face postérieure du jarret en déformant la ligne droite que cette région doit présenter.

Ces périostoses ne restent pas localisées ; par suite de la fatigue, elles finissent par envahir tout le jarret en le déformant, le jarret est alors dit cerclé.

L'éparvin dû à la périostose est appelé éparvin calleux pour le distinguer de l'éparvin sec, qui est une irrégularité de la marche caractérisée par la flexion brusque avec relèvement du jarret sans déformation apparente de cette région.

L'extrémité inférieure du membre postérieur rappelle absolument la conformation du membre antérieur, aussi n'ai-je pas besoin d'y revenir.

Le pied est plus allongé et plus étroit, généralement mieux conformé que le pied antérieur ; les défectuosités sont les mêmes mais elles sont plus rares.

PROPORTIONS

Maintenant que nous avons examiné toutes les régions nous pouvons nous faire une idée de ce que serait un cheval parfait s'il en existait.

Il ne suffit pas que chaque région soit belle il faut encore que l'ensemble soit harmonieux ; cette harmonie dépend des proportions.

Sans reprendre les travaux qui ont été faits sur cette question, ce qui nous entraînerait trop loin, il me paraît utile d'indiquer quelques-unes des principales proportions.

La mesure la plus commode est la longueur de la tête prise de la nuque au bout du nez.

Cette longueur doit se trouver deux fois et demie dans la hauteur du cheval du garrot au sol, et également 2 fois et demie dans la longueur de la pointe de l'épaule à la pointe de la fesse.

La longueur de la tête se retrouve dans la longueur de l'épaule, du garrot à la pointe. Du dos au ventre, de l'angle de la hanche à la pointe de la fesse et de ce point au grasset, du pli du grasset à la pointe du jarret et de la pointe du jarret au sol.

La longueur du garrot au coude doit être égale à celle du coude au sol.

Si l'on doit rechercher les proportions il ne faut pas être trop exclusif car les régions peuvent se compenser : une encolure courte et musclée corrige une tête lourde, le rein large et bien attaché compense un dessus trop long, etc.

APLOMBS

On donne le nom d'aplomb à la direction des membres par rapport au sol.

Les aplombs sont réguliers lorsque les membres sont perpendiculaires au sol et se meuvent dans un plan parallèle au plan médian du corps.

Pour juger l'aplomb des membres antérieurs on prend pour directrice une perpendiculaire abaissée du point d'intersection de l'horizontale partant de l'articulation coxo-fémorale et de la ligne partant de l'articulation scapulo-humérale et parallèle à la direction de l'épaule. Cette perpendiculaire doit passer par le milieu du sabot. Si elle tombe en avant l'animal est sous lui.

Un cheval sous lui est sujet à forger, les membres

antérieurs sont surchargés et se fatiguent et s'usent rapidement : enfin, l'équilibre moins stable expose le cheval à tomber.

Si la perpendiculaire tombe en arrière du pied le cheval est campé.

Cette attitude lorsqu'elle n'est pas acquise par un dressage spécial peut provenir de l'endolorissement de la partie antérieure du pied (fourbure).

Elle a l'inconvénient de surcharger les talons et les membres postérieurs et de ralentir l'allure.

La verticale abaissée de l'articulation huméro-radiale doit passer par le milieu du genou du canon et du boulet pour tomber un peu en arrière du talon ; elle donne la position normale de la partie inférieure du membre. Si cette ligne passe derrière le genou, l'animal est arqué : on le dit brassicourt si cette conformation est congénitale.

Si la ligne passe en avant, le genou est effacé ou genou de mouton, cette conformation disgracieuse augmente la solidité.

Si la ligne tombe sur le sabot, le paturon n'est pas assez oblique, le cheval est droit ou court jointé ; elle tombe trop en arrière si le cheval est long jointé.

De face l'aplomb est donné par la verticale abaissée de la pointe de l'épaule et qui doit passer par le milieu du genou, du canon, du boulet et du sabot.

L'écartement des deux pieds doit être égal à la largeur du sabot.

Lorsque le genou est en dehors de la verticale, il est dit cambré, le cheval est bancal.

Si le genou est en dedans on le désigne sous le nom de genou de bœuf, l'animal en marche jette l'extrémité du membre en dehors on dit qu'il billarde.

Lorsque la pince est en dehors de la verticale, le cheval est panard ; il est cagneux dans le cas contraire.

Pour les membres postérieurs l'aplomb de profil est donné par la perpendiculaire abaissée de l'articulation coxo-fémorale.

On trouve les mêmes irrégularités : le cheval peut être sous lui ou campé ; le cheval sous lui a le jarret coudé, cette défectuosité expose la région à une usure prématurée.

Les aplombs de face en arrière sont donnés par la verticale abaissée de la pointe de la fesse et qui doit passer par le milieu du membre ; les défectuosités sont les mêmes que pour les antérieurs.

LES ALLURES

Les quatre membres du cheval forment deux bipèdes qui peuvent se combiner de trois façons différentes.

1° Un bipède antérieur, formé par les deux membres antérieurs et un bipède postérieur, formé par les deux membres postérieurs ;

2° Un bipède latéral droit et un bipède latéral gauche, formés par les membres du même côté :

3° Un bipède diagonal droit ou diagonal gauche.

Ce bipède étant constitué par un membre antérieur et le postérieur du côté opposé prend sa désignation au membre antérieur.

On donne le nom d'allure au mode suivant lequel la progression s'effectue.

L'a. ure est diagonale lorsque les membres s'associent ou se succèdent par bipèdes diagonaux.

Elle est latérale lorsqu'ils évoluent par bipèdes latéraux.

Les allures sont douces lorsqu'elles déplacent peu le cavalier ; elles sont dures dans le cas contraire.

Les allures sont hautes ou enlevées lorsque le

corps du cheval s'éloigne beaucoup du sol ; elles sont basses si le corps s'éloigne peu.

Elles sont grandes ou allongées, ou courtes, ou raccourcies suivant que l'enjambée est longue ou courte.

Régulières lorsque l'animal fait des foulées égales.

Légères, si la percussion du pied sur le sol fait peu de bruit ; lourdes dans le cas contraire.

Relevées lorsque l'animal fléchit beaucoup les membres sans entamer une grande étendue de terrain.

Les allures sont belles lorsqu'elles réunissent l'énergie, l'étendue et la régularité : elles sont faciles lorsque l'animal paraît se mouvoir sans effort.

On appelle battue le bruit que fait le pied ou le bipède en rencontrant le sol ; le temps est l'espace qui sépare deux battues successives.

La foulée est le temps pendant lequel le pied ou le bipède reste sur le sol.

L'empreinte est la trace laissée par le pied sur le sol mou.

La piste est la succession des empreintes.

On dit que le cheval se couvre lorsque le pied postérieur vient recouvrir l'empreinte de l'antérieur on dit aussi qu'il se juge.

Il se découvre ou se déjuge lorsque le pied pos-

térieur se pose en arrière de l'empreinte de l'antérieur.

Il se mécouvre ou se méjuge s'il se place avant.

Pendant la marche, le membre occupe deux posi-
tions : l'appui, lorsque le pied pose sur le sol, et le
soutien.

On distingue deux sortes d'allures : les allures
marchées, lorsque l'animal reste constamment en
contact avec le sol et les allures sautées dans lesquelles l'animal perd le contact du sol.

Il existe deux allures marchées : le pas et
l'amble.

Le pas est caractérisé par le jeu alternatif des bipèdes diagonaux ; l'animal fait d'abord son appui
sur un bipède diagonal, puis soulève l'autre et le
porte en avant pendant que le corps décrit un arc
autour des membres à l'appui, les membres au soutien viennent alors à l'appui pour effectuer le même
mouvement.

Dans l'amble le mécanisme est le même mais
l'animal passe d'un bipède latéral sur l'autre, ce qui
l'oblige à porter le corps sur le bipède à l'appui
d'où un bercement latéral.

Dans l'amble rompu les membres viennent à l'appui successivement.

Le trot.

Le trot est une allure sautée caractérisée par le jeu alternatif des bipèdes diagonaux. Cette définition est la même que celle du pas : en effet la seule différence consiste dans ce que, dès que le corps a oscillé sur le bipède à l'appui, celui-ci se soulève et l'animal se reçoit sur le bipède au soutien, il perd donc, pendant un temps très court. tout contact avec le sol.

Dans le trot ordinaire le pied postérieur recouvre l'empreinte de l'antérieur, il reste en arrière dans le trot raccourci et se porte en avant dans le trot allongé.

Certains chevaux trottent en soulevant à peine les pieds au-dessus du sol, on dit qu'ils rassent le tapis ; d'autres jettent les membres très en avant et paraissent faire l'appui en talon, on dit qu'ils steppent ; enfin d'autres relèvent fortement le genou, ils troussent ou trottent du genou ; cette allure, très belle comme parade, nuit à la vitesse.

Le trot est régulier lorsque les battues sont égales et que les membres se succèdent régulièrement ; le trot est rompu lorsque les bipèdes se dissocient comme cela s'observe dans le trot très allongé ou flying-trot.

Le traquenard est un trot désuni dans lequel le cheval paraît galoper du derrière.

Le galop.

Le galop est une allure sautée caractérisée par le jeu simultané d'un bipède diagonal intercalé dans le jeu alternatif du bipède opposé, lequel entame le pas par le membre postérieur.

C'est-à-dire qu'un cheval partant au galop sur le bipède diagonal droit (galopant à droite) le membre postérieur droit s'engage sous le corps, l'animal s'enlève en faisant l'appui sur ce seul pied, projette le bipède diagonal gauche en avant et reçoit dessus pour s'enlever de nouveau et se recevoir sur l'antérieur droit.

Le cheval se trouve donc au premier temps sur le postérieur droit, au deuxième temps sur le bipède diagonal gauche et au troisième temps sur l'antérieur droit, entre chaque temps il perd tout contact avec le sol.

On dit que le cheval galope à droite ou à gauche

suivant le membre antérieur sur lequel il se reçoit. En ligne droite il importe peu que l'animal galope à droite ou à gauche : sur une piste courbe il n'en est pas de même, l'animal pour lutter contre la force centrifuge doit galoper sur le pied correspondant à l'intérieur de la piste.

Lorsque le cheval galope sur le pied opposé au centre de la courbe, il galope à faux et est exposé à tomber.

Le galop latéral n'est qu'un galop désuni.

Le saut.

Le saut présente trois phases distinctes : dans la première l'animal se rassemble, fléchit les jarrets et reporte la tête et l'encolure en arrière pour dégager l'avant-main ; dans la deuxième il est projeté en haut et en avant par la détente des jarrets ; enfin, dans la troisième il se reçoit sur les antérieurs.

Le cheval se reçoit généralement sur le pied sur lequel il galope.

L'AGE

C'est par l'examen des dents incisives que l'on arrive à déterminer l'âge du cheval. Les incisives sont au nombre de six à chaque mâchoire, les deux centrales se nomment les pinces, les latérales, les mitoyennes et les externes, les coins.

Les incisives ont la forme d'un cône allongé et renversé aplati d'un côté à l'autre à son sommet et d'avant en arrière à sa base, de sorte que pour passer d'une forme à l'autre sans transition brusque il revêt toutes les formes intermédiaires : oval, arrondi, triangulaire et enfin biangulaire.

La dent est creusée de deux cavités coniques opposées par le sommet, le cornet supérieur ou externe est revêtu d'une mince couche d'émail et rempli presque entièrement d'une substance jaune ou cément. Le cornet interne ou radical est lui aussi rempli de cément mais n'est pas tapissé d'émail.

Enfin la dent est recourbée et l'usure produite par le frottement est compensée par la croissance : elle reste donc à peu près de même longueur mais son inclinaison varie.

Nous avons là les trois caractères qui permettent de déterminer l'âge.

1° L'aspect de la table dentaire ; on appelle ainsi la surface de frottement.

2° La forme du contour de cette table.

3° L'inclination générale de la dent.

Je passerai sous silence l'évolution des dents de lait pour ne m'occuper que de l'évolution des dents de remplacement ; ces dents apparaissent à 2 ans 1/2 pour arriver à leur développement complet à 5 ans.

A 2 ans 1/2 les pinces de remplacement sortent.

A 3 ans les 4 pinces sont sorties et les mitoyennes sont sur le point de tomber.

A 3 ans 1/2 les mitoyennes sont sorties.

A 4 ans elles sont complétement développées, le crochet apparaît sur les mâles.

A 5 ans, les coins de remplacement sont sortis mais le bord postérieur n'use pas encore.

Si l'on examine les incisives à cet âge on constate :

1° Que l'émail central est parfaitement délimité sur les pinces et les mitoyennes, incomplétement sur les coins.

2° La table dentaire est aplatie d'avant en arrière.

3° Les mâchoires étant rapprochées l'arcade dentaire forme un demi-cercle régulier, de haut en bas.

A 6 ans, le cornet dentaire externe a presque disparu sur les pinces — on dit que la dent est rasée —

il est fortement diminué sur les mitoyennes, complètement formé sur les coins, la table dentaire prend la forme ovale sur les pinces.

A 7 ans, les mitoyennes sont rasées, la table dentaire devient ovale. La table dentaire du coin supérieur étant plus large que celle de l'inférieur, le bord postérieur n'use pas et forme une petite saillie.

Enfin le demi-cercle s'aplatit légèrement en bas.

A 8 ans, toutes les incisives sont rasées, les mitoyennes sont ovales et les pinces presque rondes ; la saillie du coin supérieur a disparu, le profil de l'arcade dentaire tend vers l'ogive.

A cette période les caractères deviennent encore plus vagues et la détermination de l'âge plus incertaine, c'est pourquoi on dit que le cheval est hors d'âge ou ne marque plus.

Cependant on peut encore déterminer l'âge approximativement en se basant :

1° Sur la forme de la dent.

2° Sur la position de l'émail central et la situation de l'étoile radicale.

3° Sur l'obliquité des dents inférieures.

A 9 ans les pinces sont rondes, l'émail central est triangulaire, l'étoile radicale forme une ligne bien marquée et occupe le milieu de la table.

Les mitoyennes commencent à s'arrondir.

A 10 ans les mitoyennes sont rondes, les coins le

deviennent, l'étoile radicale est bien marquée sur toutes les dents, l'émail central se rétrécit et se rapproche du bord postérieur.

A 11 ans l'étoile radicale est plus large et moins longue, les coins sont ronds, la saillie réapparaît sur le coin supérieur.

A 12 ans l'émail central a disparu, on dit que la dent est nivelée, l'obliquité de la mâchoire inférieure se prononce de plus en plus.

A 13 ans les caractères de 12 ans sont plus accusés, la saillie du coin supérieur est très visible.

A 14 ans les pinces deviennent triangulaires l'étoile radicale est arrondie.

A 15 ans les pinces sont triangulaires et les mitoyennes le deviennent.

A 16 et 17 ans les mitoyennes et les coins sont triangulaires, les pinces s'aplatissent d'un côté à l'autre, la mâchoire inférieure est presque horizontale.

Irrégularités.

Les données fournies par les dents sont quelquefois faussées par des modifications soit de la dent elle-même, soit de la direction des mâchoires.

Sur certains animaux l'usure est trop lente, les dents s'allongent en gardant les caractères des années précédentes.

L'usure étant d'environ 3 millimètres par an, on peut corriger en ajoutant l'âge apparent un an par trois millimètres en plus de la longueur normale qui est de la gencive à la table de 15 millimètres. Si l'usure est trop rapide on fait la correction inverse.

La dent peut présenter une usure de la face antérieure au niveau du bord supérieur, cette usure résulte de l'habitude vicieuse qu'ont certains chevaux de s'appuyer avec les dents sur le bord de l'auge pour tiquer.

L'irrégularité peut porter sur la table dentaire elle-même ; le cornet dentaire très profond peut persister longtemps après l'âge normal, l'animal est dit bégu.

Cette irrégularité peut être artificielle, les marchands peu scrupuleux creusent la dent et noircissent la cavité pour imiter le cornet dentaire et rajeunir le cheval ; cette fraude est facile à reconnaître car l'émail central manque autour de la cavité.

Les mâchoires peuvent être l'une plus longue que l'autre, ce brachygnatisme frappe le plus souvent.

La mâchoire inférieure, les arcades dentaires ne s'affrontent pas, les incisives supérieures s'allongent, on dit que le cheval a un bec de perroquet ou de corbin, la détermination de l'âge est impossible.

LES ROBES

On donne le nom de robe au pelage des animaux. Ce pelage peut être d'une seule ou de plusieurs couleurs, d'où deux catégories de robes : les robes simples et les robes composées.

Les robes simples comprennent : le blanc, le noir, et l'alezan.

Le blanc est une robe rarement primitive et produite le plus souvent par la décoloration de la robe grise.

Cependant on trouve des chevaux réellement blancs. On désigne sous le nom de blanc porcelaine, le blanc à reflets bleus, et de blanc d'argent le blanc franc.

Le noir est une robe très foncée. Il peut être mat ou brillant, c'est le noir jais ; le noir mat à reflets roux est le noir mal teint.

La robe alezane est rousse, on y rencontre toutes les teintes depuis le jaune très clair jusqu'au rouge très foncé.

Les principales variétés sont :

L'alezan soupe au lait, jaune très clair.

L'alezan café au lait, un peu plus foncé.

L'alezan ordinaire, couleur canelle.

L'alezan lavé, si les crins et les extrémités sont plus clairs que le reste de la robe.

L'alezan foncé, jaune brun.

L'alezan cerise, rouge.

L'alezan châtain, couleur châtaigne mûre.

L'alezan marron, même couleur avec arborisations plus foncées.

L'alezan brûlé, couleur café torréfié.

L'alezan peut être cuivré, bronzé ou doré suivant les reflets du poil.

Les robes composées comprennent l'isabelle, le bai et le souris.

L'isabelle est une robe jaune avec les extrémités et les crins noirs, assez souvent l'épine dorsale présente une bande noire désignée sous le nom de raie de mulet, parfois aussi on trouve des zébrures sur les membres.

Les robes baies sont des robes rouges avec les crins et les extrémités noirs, on y retrouve à peu près les mêmes variétés que dans l'alezan :

Le bai ordinaire, couleur rouge ;

Le bai cerise, sanguin, ou acajou :

Le bai châtain ;

Le bai marron ;

Le bai foncé, couleur rouge très foncée.

Le bai brun ressemblant au noir mal teint, mais

sur lequel on remarque des tons rouges aux flancs, aux ars et aux naseaux.

Sur les animaux bien tenus le poil peut prendre des reflets brillants cuivrés, bronzés ou dorés.

Le souris est une couleur gris cendré avec les extrémités et les crins noirs.

Les robes mixtes sont les robes dans lesquelles le poil présente deux couleurs, le type est le louvet dont le poil est jaune à la base et noir à l'extrémité.

Les robes dérivées sont les robes primitives simples ou composées envahies par le poil blanc.

On distingue quatre robes principales : le gris, le blanc, l'aubère et le rouan.

Le gris est le mélange du poil blanc et du poil noir.

Les principales variétés sont :

Le gris très clair contenant peu de poils foncés ;

Le gris clair, plus foncé que le précédent ;

Le gris ordinaire, mélange à peu près égal des deux couleurs :

Le gris foncé où les poils foncés dominent ;

Le gris fer ou gris bleu, couleur de fer ;

Le gris ardoise, plus foncé.

Dans ces deux variétés, la tête et les extrémités sont souvent noires, d'où le qualificatif de cap de maure.

Le gris sale ou blanc sale ;

Le gris isabelle, teinte jaune ;

Le gris rouan, les poils foncés sont rouges :

Le gris vineux, dans lequel les poils rouges dominent ;

Le gris tourdelle ou de grive, sorte de gris rouanné parsemé de bouquets de poils blancs.

Le gris étourneau, teinte générale plus foncée et petits bouquets blancs.

Le blanc est rangé dans les robes dérivées en raison de sa rareté comme robe primitive.

L'aubère ou péchard répond aux robes alezanes envahies de poils blancs.

L'aubère est dit mille fleurs quand les poils blancs forment de petits bouquets.

L'aubère fleur de pêcher est celui dans lequel les poils de couleur sont en bouquets.

Le rouan répond aux robes baies envahies par le poil blanc, on y retrouve les variétés du bai.

On désigne sous le nom de robes conjuguées, les robes dans lesquelles il existe deux couleurs non mélangées.

Presque toujours, c'est le blanc avec le noir, le rouge ou l'alezan. Ces robes sont désignées sous le nom de robes pies.

Le mot pie remplace le blanc et on place devant o u derrière la deuxième couleur suivant qu'elle domine ou non dans la robe — un cheval pie rouge est un cheval blanc avec des tâches rouges, un cheval rouge-pie est un cheval rouge avec des taches blanches.

Particularité des robes.

Les particularités sont des signes particuliers fournis par des poils de couleur différente du fond de la robe et permettant de préciser le signalement.

Pour les robes foncées, elles sont fournies par le poil blanc et constituent la marque en tête et la balzane, les taches accidentelles et les neigeures.

La marque en tête est formée par des poils blancs sur la région frontale ; s'ils sont peu nombreux, on mentionne sur le signalement quelques poils en tête ; s'ils forment une tache, le cheval est dit légèrement en tête, ou en tête suivant la grosseur de la tache — la tache plus large et irrégulière donne l'étoile, plus large encore on la désigne sous le nom de pelote.

Le cheval est en tête en haut, en bas, à droite ou a gauche suivant la position de la tache.

Souvent cette tache se prolonge par une ligne blanche sur le chanfrein, c'est la liste.

Si la pelote occupe presque tout le front et se prolonge jusqu'aux naseaux par une large liste le cheval est dit belle face.

Si la pelote ou la liste se mélange sur le bord avec le poil de la robe elle est dite bordée.

Les balzanes sont les marques blanches des extrémités des membres, s'il n'en existe qu'une on désigne le membre ; s'il y en a deux elles peuvent être transverses, latérales ou diagonales, si elles sont transverses elles sont antérieures ou postérieures ; si elles sont latérales elles sont à gauche ou à droite ; si elles sont diagonales ; on désigne le membre antérieur, s'il y a trois balzanes on désigne celle qui est isolée.

On doit également mentionner la forme et la situation des balzanes.

On appelle balzane incomplète celle qui n'enveloppe pas entièrement l'extrémité du membre.

La balzane est interrompue quand elle est coupée par des poils de couleur.

Lorsque le poil blanc ne couvre qu'une partie de la couronne, c'est une trace de balzane.

Le principe de balzane est celle qui ne dépasse pas la couronne.

La petite balzane remonte dans le paturon.

La balzane couvre le boulet.

La grande balzane atteint le milieu du canon.

La balzane est chaussée si elle atteint le génou ou le jarret.

Elle est haut chaussée si elle couvre ces articulations ; très haut chaussée si elle atteint le tronc.

Les balzanes peuvent être régulières, irrégulières, dentelées, mouchetées, charbonnées, truitées, tigrées, marbrées, etc.

Les taches accidentelles sont constituées par des poils blancs recouvrant d'anciennes blessures, ces taches sont fréquentes sur le garrot et sur les côtes.

Les poils blancs disséminés sur une robe foncée constituent le rubican, s'ils sont réunis en petits bouquets ils forment le neigé.

Lorsqu'un cheval de robe sombre ne présente pas un poil blanc, on fait suivre la couleur de la robe du mot zain.

Les poils noirs sur les robes claires constituent des mouchetures, en taches régulières ils forment l'herminé, si les taches sont plus larges c'est le charbonné.

Les poils rouges en petites taches sur une robe claire donnent le truité ; les poils disséminés donnent l'auberisé ou le rouanné suivant qu'il y a ou non des poils noirs dans la robe.

Signalement.

Pour établir le signalement d'un cheval on mentionne : son numéro matricule, son nom, son sexe, son aptitude, l'âge, la taille, la robe et ses particularités, et enfin l'état des crins.

LA FERRURE

Afin de protéger le pied du cheval contre l'usure produite par le contact du sol dur, on adapte sur la face plantaire une bande de fer épousant la tournure du pied.

Le fer évitant l'usure et la corne de la paroi poussant constamment, sur le cheval travaillant peu ou travaillant sur un sol doux, le pied grandit et devient trop long avant que le fer soit usé, il faut alors referrer le cheval.

Pour ferrer, le maréchal se sert de quatre outils :
1° La mailloche ou brochoir, petit marteau dont la tête présente d'un côté une partie plane ovale et de

l'autre côté deux longues oreilles couchées dans la direction du manche et qui servent à arracher les clous. 2° Les tricoises, ce sont de fortes tenailles à mords tranchants qui servent à couper les clous. 3° Le rogne-pied fait avec une lame d'acier épaisse sur un bord, tranchante sur l'autre qui sert à enlever la corne en excès pour ramener le pied à sa longueur normale. 4° Le boutoir mince lame d'acier à bords relevés muni d'un manche court et dont on se sert pour amincir la sole et tailler la fourchette.

Le fer est une baguette de fer rectangulaire que le maréchal incurve à chaud pour lui donner la tournure du pied ; en avant l'ouvrier relève une lame mince, triangulaire appelée pinçon ; ce pinçon doit se trouver au milieu de la pince et sert à maintenir le fer en bonne position.

Sur la pince et les mamelles du fer on fait à l'étampe des trous carrés ou étampures destinés à recevoir la tête des clous.

Le fer étant prêt l'ouvrier prépare le pied en enlevant la corne et mettant le pied d'aplomb ; sur un pied normal la longueur de la pince doit être le double de la hauteur des talons.

Le pied mis de longueur au rogne-pied, il débarrasse au boutoir la sole et la fourchette de la corne en excès : c'est ce que l'on appelle parer le pied.

Prenant alors le fer chaud l'ouvrier l'applique sur

a paroi pour s'assurer qu'il suit exactement la courbe de la paroi au moins jusqu'aux quartiers, car, généralement on laisse le fer un peu plus large en quartier, ce qui augmente la stabilité. Le maréchal enlève le fer et nivelle au boutoir la corne brûlée de façon que le fer porte bien exactement sur la paroi.

Il ne reste plus qu'à fixer le fer ce qui se fait au moyen de 8 à 10 clous, les clous doivent sortir à 3 ou 4 centimètres au-dessus du bord plantaire et tous à la même hauteur, l'ouvrier les rabat, les coupe et les rive.

On ne doit jamais, à moins que le mauvais état de la paroi y oblige, mettre des clous dans la partie postérieure des quartiers car pendant l'appui les quartiers s'écartent légèrement et il ne faut pas gêner cette élasticité du pied.

LE PANSAGE

Le pansage a pour but de débarrasser le cheval des poussières qui souillent sa robe. Pour panser un cheval il faut une étrille, une brosse en crin, une brosse en chiendent, une époussette et une éponge.

L'étrille se compose d'une plaque de tôle rectangulaire de 9 centimètres sur 12 sur laquelle sont fixées 9 lames d'un centimètre de hauteur environ ; quatre de ces lames sont unies, les cinq autres sont dentées comme une scie ; sur la face plane passe une courroie de cuir destinée à fixer l'étrille à la main du cavalier ; les 4 angles de l'étrille présentent un talon en fer servant à frapper l'étrille sur le sol pour faire tomber la poussière.

Le cavalier tenant l'étrille dans la main droite la passe d'abord à rebrousse-poil, puis dans le sens du poil. On passe l'étrille sur le plat de l'encolure, les épaules, le dos, le ventre et la croupe. Il faut éviter de passer l'étrille sur les régions osseuses, comme la tête, la région inférieure des membres et les côtes sur les chevaux maigres.

Lorsque le cavalier a passé l'étrille plusieurs fois il tape légèrement un des talons sur le sol pour faire tomber la poussière amassée entre les peignes.

Le cheval étant bien étrillé le cavalier prend sa brosse en crin de la main droite et l'étrille dans sa main gauche, on emploie la brosse en crin comme l'étrille mais on passe sur toutes les régions. On débarrasse la brosse de la poussière en la passant sur l'étrille.

Avec la brosse en chiendent on nettoie la tête, le

bas des membres, la crinière et la queue, puis avec l'époussette on lisse le poil.

L'éponge sert à nettoyer les yeux, les naseaux, les lèvres et les ouvertures naturelles.

Le pansage doit généralement se faire dehors afin que la poussière que l'on enlève d'un cheval ne retombe pas sur les voisins.

PRÉCAUTIONS A PRENDRE AUX MANŒUVRES

Lorsque le cavalier part pour une longue étape ou une série d'étapes il doit apporter toute son attention sur son cheval, afin de le mettre en mesure de fournir le travail que l'on attend de lui.

Le plus souvent le cheval devient indisponible par suite de la négligence ou de la maladresse de son cavalier.

Le cheval est exposé pendant les manœuvres aux maladies résultant de la fatigue, des intempéries, du changement des heures des repas, des denrées pas toujours très bonnes, etc., etc. Ces maladies, le cavalier ne peut pas les éviter ; mais, il doit veiller à la façon dont son cheval est sellé afin d'éviter les blessures produites par le harnachement.

Je pourrais ajouter que ce sont ces blessures qui mettent le plus de chevaux indisponibles. Car il est indéniable que malgré toutes les causes de maladies que je viens d'énumérer, les malades sont bien moins nombreux, aussi bien parmi les hommes que parmi les chevaux, pendant les manœuvres qu'au quartier.

Le cheval doit porter une lourde charge ; sa selle en paquetage complet, la couverture, le cavalier et ses armes ; c'est de la couverture que vient souvent tout le mal.

Le cavalier devra veiller à ce que sa couverture soit propre, pour cela il suffit de la brosser avant de la mettre sur le dos du cheval. Il doit la plier en quatre en évitant les faux plis ; il la pose ensuite non pas sur le dos du cheval, mais sur le garrot et la tire en arrière de façon à lisser le poil ; la selle doit également être posée d'avant en arrière ; le cavalier sangle alors modérément son cheval ; avant de se mettre en selle ou aussitôt en selle il doit resangler son cheval en ayant soin de remonter la couverture en avant sous l'arçon de la selle afin d'éviter qu'elle comprime le garrot. En cours de route et pendant les temps de trot, le cavalier doit changer de pied de temps en temps afin d'éviter de fatiguer un bipède plus que l'autre.

Lorsqu'on passe au pas, le cavalier doit rendre la

main de façon à permettre à son cheval de se dé-
tendre.

En arrivant au gîte, le cavalier débride son cheval,
l'attache haut et desserre légèrement les sangles ; il
ne doit le desseller qu'un certain temps après ; ceci
afin d'éviter que le sang, arrivant brusquement dans
la région du dos comprimée et anémiée par la pression de la selle, ne produise ces œdèmes chauds si
gênants, connus sous le nom de bosses.

Le massage du dos par battage avec le plat de la
main, donne également un bon résultat ; mais pour
être fait avec méthode il exige un certain savoir-
faire.

Lorsque le cavalier a dessellé son cheval il doit
faire un pansage soigné, laver les membres à l'eau
fraîche ou le passer à l'eau courante si c'est possible.

Si, malgré les précautions prises, la fatale bosse
apparaît, il faut mouiller une éponge avec de l'eau
blanche légère ou de l'eau picriquée et l'appliquer
sur la partie malade en la maintenant avec le surfaix.
Si le cavalier n'a aucun médicament à sa disposition
la nature y pourvoit ; il prend une motte de gazon,
l'arrose et la fixe avec le surfaix.

Si le dos présente des excoriations superficielles,
mettre une couche légère de teinture d'iode. Le len-
demain mettre un morceau de toile cirée entre la
peau et la couverture.

Le cheval mis à l'écurie ou la corde peut présenter, si la journée a été dure, des signes de fatigue, il a la tête basse, mange lentement, change souvent le pied à l'appui ; d'autres chevaux se couchent dès qu'ils ont fini leur ration, cela n'a rien d'inquiétant.

Mais il peut arriver que le cheval ne mange pas, gratte le sol d'un membre antérieur droit, se couche et se relève, ou se roule ; ce sont là des signes indiquant que l'animal est pris de coliques.

Le cavalier doit frictionner vigoureusement le ventre et les flancs de son cheval avec de la paille sèche, le couvrir chaudement et le promener au pas et en main en attendant des soins plus énergiques qui seront donnés par le vétérinaire.

Si le cavalier s'aperçoit que son cheval a les tendons engorgés, chauds, douloureux, il doit le mettre à l'eau courante pendant un certain temps, s'il y a un cours d'eau dans le voisinage ; sinon il se procure des bandes de toile ou de flanelle, enveloppe les membres de son cheval et arrose les bandes fréquemment de façon à les entretenir humides et fraîches.

C'est avec ces petits moyens que le cavalier soigneux entretient son cheval en bon état et lui permet de résister aux fatigues des longues marches.

Lorsque le cavalier doit présenter un cheval, il

lui met un bridon ; pour le présenter arrêté il se place en face du cheval et prend les rênes, une dans chaque main à 30 centimètres environ du mors, en tenant les mains hautes.

Pour le présenter au pas ou au trot le cavalier se met à gauche, une rêne dans chaque main et se tient à la hauteur de l'épaule du cheval.

TABLE DES MATIERES

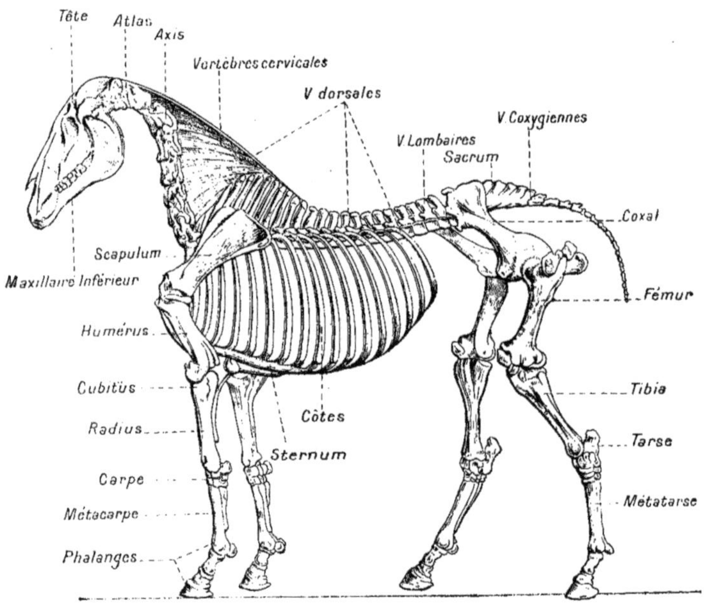

Tête
Atlas
Axis
Vertèbres cervicales
V. dorsales
V. Lombaires
Sacrum
V. Coxygiennes
Coxal
Fémur
Scapulum
Maxillaire Inférieur
Humérus
Cubitüs
Radius
Côtes
Sternum
Tibia
Tarse
Carpe
Métacarpe
Métatarse
Phalanges

Imprimerie Bussière. — Saint-Amand (Cher).